I0410583

# Mi pequeño libro de almohada…

## y que llevo a todas partes

Laura Melguizo Pérez

*Para A, IA, el pelirrojo*
*y todos los que vinieron*
*antes que nosotros.*

## Lo que me hace feliz

La nieve, blanca, silenciosa, interrumpiendo la pesadez del día; me hace ser pequeña otra vez.

El color verde, como el de las esmeraldas, como el de Irlanda, el de los árboles cuando despuntan las primeras hojas en primavera y el musgo cubierto de gotas de rocío.

Las piedras blancas que parecen pequeños huevos y las negras y planas como discos, todas suaves y pulidas, cuando se las encuentra en un paseo por el campo.

Los vencejos, golondrinas y aviones, cuando hacen su escala para cazar y descansar en su migración. Las grullas, los gansos, con sus gritos. Las enormes bandadas de estorninos, que hipnotizan en su coreografía casi imposible.

Esas pocas películas en las que te metes tanto que vives cada instante como parte de la misma y sufres por no poder hacerte escuchar por el protagonista pero, al final, sea cual sea, sientes alivio por lo sucedido. Esa experiencia catártica agota pero… que felicidad.

Los setter irlandeses rojos y blancos. Peludos, locos, cariñosos, suaves e inteligentes. Se saben mil juegos, siempre te llevan la mano donde más les gusta que les rasquen. Son felices sin más.

La lluvia en el cristal, alegre, triste, monótona, sin cadencia, con viento o sin brisa. Relajante.

La tormenta, que viene, y se va. Con su escándalo, su música, su fuerza, su luz, su sometimiento, su capacidad de infundir miedo, dolor. El aroma y la tensión cuando viene; el aire limpio, fresco, y el espíritu en calma, cuando se marcha.

Los momentos indescriptibles, que son felicidad misma, pero que son secretos, que guardas para los momentos malos, para suavizarlos, y coger fuerza.

Hablar durante horas de todo y de nada, con esa persona con la que no necesitas decir nada para que sepa exactamente lo que quieres decir o, simplemente, compartir el silencio en compañía.

Descubrir un cuento, historia, lugar, cuadro o canción que me transmita un mensaje o idea que nunca antes me había planteado o se me habría ocurrido, y me gusta.

# El miedo

Muchas veces tengo miedo. A veces se me olvida que el miedo es algo natural que me permite sobrevivir.

Se que el miedo es parte de mi, pero a veces, no me deja ver lo que tengo alrededor, y no encuentro la salida. No se va a ir, pero se hará más pequeño y entonces me dejará encontrar un camino a seguir.

Esos a los que llaman valientes, resulta que también tenían miedo; los que arriesgaron y ganaron o perdieron todo, también tuvieron ese momento en que el miedo nubla los sentidos y no deja avanzar. Y a pesar de todo, pudieron hacerlo más pequeño, y con el al lado, continuar.

He decidido que el miedo sea mi amigo, porque me ayuda al avisarme cuando hay peligros cerca, mi supervivencia puede depender de él, y estoy agradecida por ese instinto primario que me mantiene en contacto con la naturaleza.

Quiero además, que ser una buena amiga de mi miedo, no le voy a dar de comer, pero si quiero escucharle cuando hable y disfrutar de su compañía, ya que siempre estará a mi lado.

Cuando estoy con esas otras personas que hablan de su miedo y sus experiencias con el, siempre aprendo algo nuevo de lo que hablar con el mío. Es bueno conocer las estrategias de los demás cuando las propias no parecen funcionar, intentar con esas otras.

# El otoño

Tres puertas, el poema de El Chinato, a
la voz del Robe. Violines y guitarras
eléctricas.

Las hojas cambiando de color, volando
y bailando, naranjas, teja, terracota,
ocre, rojo, marrón; arco iris de calor
que vuelve a la tierra.

Vuelve la lluvia, pero menos de la que
antaño, según dicen. Los días grises,
los días de viento suave, son la sonrisa
del Moncayo llamando a las primeras
escarchas a finales de noviembre.

El cierzo sopla con esas ganas de
recordarnos que es el dueño del valle,
y que viene de las tierras de nuestros
ancestros, y nos trae mensajes de los
que ya se fueron.

Ya se nota mucho que los días se acortan, que anoche pronto, que el sol se olvida de madrugar. Que sueño a todas horas.

El tiempo esta muy cambiante, como mi ánimo. No se si estoy triste porque llueve o si llueve porque estoy triste; sólo se que hoy estoy triste y que llueve, y que ayer llovía y estaba alegre.

Me gustaría pensar que con tanta lluvia el aire se limpia y se respira mejor, pero la gente se empeña en coger más el coche; corren y se afanan en no mojarse, y yo me leo una cita al respecto del Hagakure.

Hay días de fiesta para todos los gustos, ruido, ruido y más ruido; pero, sobre todo, tumultos de gente que se agolpan y apretujan tras la palabra gratis y el ruido por el ruido, y los altavoces mal temperados para que se oigan muy alto y muy lejos. Gastar por gastar, y total que antes era todo rezar.

Ahí están, las calabazas, las sopas, el olor a castaña asada y a churrería. Me apetece tomar un helado italiano pero ya ha cerrado porque la gente no va, que pena, con lo rica que le sale esa straciatella artesana de manos venecianas. Grazie mille, Aldo.

Otra vez pienso en las hojas, como se vuelven del color del caramelo, como los setter, rojos y blancos; manzanas asadas, experimentos para hacer un fuego con piñas y ramas y calentarse con esa música crepitante y alegre. Afuera, el humo de las chimeneas se funden con los jirones de niebla que se empeñan en quedarse.

# El invierno

Eres el sueño de la nieve, los días plomizos y las noches, esperando el resplandor blanco en las nubes quietas.

Dibujar en los cristales caras sonrientes; mensajes en las lunas turbias del bus urbano para hacer feliz a un viajero desconocido que nunca sabré quien es.

El olor del fuego, la naturaleza quieta, la gente huidiza, pensando que es la estación de la muerte.

El primer rayo de sol del día siguiente al solsticio, un poquito más temprano, el último, un segundo más tarde. Cada vez hay más horas de luz, ¿Qué espera pues la naturaleza tan quieta y como dormida? Será que, con el frío, prefiere acurrucarse como yo, y dormir y repartir cariño y calor a los que tenemos más cerca.

Veo a la gente, en esas fechas del principio, con ganas de gastar como si se fuera a acabar el mundo, gastar dinero, cosas, visitas, llamadas, tarjetas, comida, y mucho más; ¿recuerdan el aroma de las castañeras por el paseo?¿las luces festivas?¿las nubes y los primeros copos de nieve?

Muchas veces me dicen que mi comportamiento es como el de una niña pequeña esperando conocer la nieve por primera vez. Inocente, más inocente que un cubo boca abajo, me dicen. Prefiero ser inocente, al menos, así, siempre podré sorprenderme con las pequeñas cosas que hacen la vida valiosa en realidad.

Me gusta el invierno, es como una madre esperando un nuevo ser en su interior, o las ascuas del fuego, por la mañana, que parece que se ha apagado la hoguera pero que, si le echas unas ramas y le dices cuanto lo quieres, vuelve a llamear y calentar la casa.

# El silencio

Hay pocas cosas tan valiosas como el silencio. Vivimos rodeados de ruido, me pregunto qué razones nos empujan a torturarnos voluntariamente con él. Me resulta tan ensordecedor y doloroso la mayoría de las veces que necesito bloquearlo.

El silencio puro también debe ser terrorífico; tal como funciona la mente humana, el buscar sonidos, algo, aunque sea el propio fluir de la sangre. Es algo como salir a la calle una mañana de domingo y no escuchar un solo coche por las calles vacías, pero si los pájaros, un perro ladrando contento porque va a salir a dar un paseo. Es un parque lleno de niños, sin móviles, ni consolas, jugando y divirtiéndose. Es el bosque, el parque, la arboleda, murmullo de animales que juegan al escondite.

Es la lluvia de estrellas, la lluvia o la nieve en plena noche, suave melodía silenciosa de sueños, magia y tranquilidad. Es la cueva antigua donde habitaron nuestros ancestros, el templo donde se reza, la cima de la montaña y los muros de piedra donde rompen las olas del mar. Es cerrar los ojos, y simplemente sentir como se respira.

Si la gente eligiera el silencio más a menudo, se daría cuenta de lo sencillo que es concentrarse cuando el ruido no existe, se puede pensar, escuchar los pensamientos, se llega a conocer más a uno mismo.

# El viento

Reconozco que cuando sopla varios
días seguidos, me da dolor de cabeza,
pero al menos se lleva la
contaminación en suspensión de la
ciudad.

A veces sopla tan fuerte que la
persiana bajada y las ventanas
tiemblan muchísimo, parece que
vayan a salir volando en cualquier
momento. De pequeña me daba
miedo, hasta el punto de tener
pesadillas; un día pensé que estaría
genial que, si volaban persiana y
ventanas, la corriente me llevara cuan
Dorita, a la Tierra de Oz.

A veces, cuando sopla suave, intento
escuchar su voz, como un susurro,

como nos contaba Capote, pero no solo de los que se han ido, también de los que están lejos y nos aman y amamos.

Siempre pienso que es un ser vivo, en realidad, porque es impredecible, va de un lado a otro, como quiere, cuando quiere, con la fuerza que desea. A veces te hace compañía, otras te empuja hacia tu destino, otras te aparta para evitar sufrimientos y otras, explota de alegría cuando se mezcla con la lluvia y con el fuego, durante las mejores tormentas.

Es un galán valiente, que nos trae el perfume de las plantas que nos rodea, aunque estén fuera de la ciudad, del fuego, del agua, la tormenta, la nieve y la niebla. Aromas de romero, tomillo y espliego.

Viento, cuando sienta nostalgia de lo que no se describir ni comprendo de donde surge, de lo profundo y primitivo que es, llevame en tus brazos para encontrar respuestas a esa llamada de lo salvaje.

## La riqueza y el dinero

El dinero: monedas, billetes, tarjetas de plástico. Eso no es riqueza, apenas un medio para cubrir unas necesidades básicas. No me hace feliz, pero me tranquiliza pensar que me ayuda a evitar males mayores.

La riqueza es otra cosa, es lo que me hace sentir llena, feliz, soñadora, realizada.  Un buen libro, una conversación, una mirada y una canción tarareada por un niño mientras juega y sueña.

Algunas veces me siento pobre, muy pobre, con ganas de buscar una esquina en cualquier calle y, con el llanto en la palabra, murmurar a los viandantes: ¡almas, un alma!

Otras veces me siento tan desbordante de riquezas, tan abundante, que se me salen los abrazos de los bolsillos, las canciones y la música se desparraman como si el día entero fuese un musical y la gente se hubiese olvidado de su papel en la función, y corriese para evitar aparecer para los ensayos; con lo divertido que es desafinar todos juntos y perderse el espectáculo...

En realidad, no sabemos el valor del dinero, si es que lo tiene. Unos dicen que el valor es el que le da el banco de no se donde, o el mercado o, como dicen por casa, lo que te cuesta ganarlo. Como parece que nadie se pone de acuerdo, he decidido que el dinero es un ser vivo al que hay que cuidar y tratar con respeto y cariño, y darle la oportunidad de formar parte de mi vida, sin juzgarle, y darle espacio

y tiempo y dedicación para crecer,
como a cualquier planta o animal.

He visto a algunas personas que tenían
muchísimo dinero pero eran muy
pobres, y viceversa. Me siento
afortunada de saber distinguir dinero
de riqueza, aun cuando estoy tan triste
que me siento pobre, se que no es
dinero lo que me hará ser rica otra vez,
sino un poco de alegría.

## La música

Siempre tengo una canción en mi cabeza. Tanto si estoy escuchándola a través del aire, o simplemente suena en mi cabeza.

Cuando no hay más sonidos que la melodía en mi mente, es una clase de silencio que me llena y me relaja. Es mi emisora de radio favorita, vuelvo a escuchar en directo a esos grandes intérpretes y directores que ya no están con nosotros.

Me gusta la música escrita, es una suerte de ecuación matemática con un resultado sorprendente. Dirán que los mejores músicos son matemáticos de los buenos, pero que no les gusta que se lo digan; sin embargo, han revelado la música de las esferas.

Me divierte ver las reacciones de los niños y los animales a la música clásica, porque se descubre su sensibilidad, su alma. La música es un lenguaje universal, no necesita de la convención de las palabras o los gestos que nos han enseñado en nuestra cultura, nos permite entendernos igualmente.

A veces me gustaría que la vida fuera más como un musical. Sería divertido y original que, de repente, te vieras inmerso en una historia que ni te va ni te viene, cantando y bailando, cuando siempre te dices que no sabes dar dos pasos seguidos sin pisar a otro y desafinar es cantar mejor que tu, pero ahí estás. Creo que seríamos más felices y tendríamos menos miedo al ridículo, estaríamos menos condicionados.

Y si quiero cantar, canto, y si quiero bailar, que se me da fatal, bailo, y si quiero escuchar la novena de Mahler, bueno, pues entonces creo que mejor vienes y me das un abrazo y me sugieres algo de Mozart para niños pequeños.

Si pudiera pedir aprender a tocar un instrumento, aprendería a tocar el piano o el violín. Son esa clase de seres que pueden convertir un poco de tinta en el papel en lagrimas desconsoladas al más feliz, o hacer bailar de contento al desdichado. A lo mejor es porque tienen una voz como la nuestra, y pueden transmitir las emociones del que escribió la partitura, las del que toca, las del que escucha, incluso las propias del bosque y la manada de donde proviene cada fragmento.

Aunque alguna música no me guste,
toda la música es hermosa.

www.ingramcontent.com/pod-product-compliance
Lightning Source LLC
Chambersburg PA
CBHW070134290526
45789CB00005B/2243